L'ART MÉDICAL

EN

CHINE

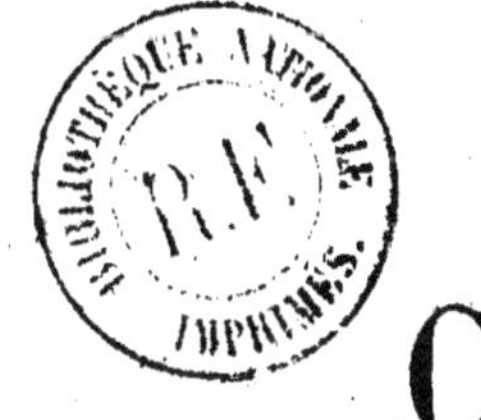

PAR

LE DOCTEUR COMTE MEYNERS D'ESTREY

Directeur des *Annales de l'Extrême Orient*.
Membre de la Société asiatique de Paris, de la Société académique Indo-Chinoise,
de la Société des Etudes japonaises, des Sociétés de géographie de France,
de Rome, Bordeaux, Nancy, etc.
Membre de l'Institut Royal des Indes-Néerlandaises, de la Société des Arts et des Sciences de Batavia,
de l'Association Royale des archéologues portugais;
Grand'croix, commandeur et officier de plusieurs ordres.

PARIS
CHALLAMEL AINÉ, LIBRAIRE-ÉDITEUR
5, rue Jacob, 5

1882

L'ART MÉDICAL EN CHINE

I.

L'étude de l'histoire de l'art médical offre le plus grand intérêt non seulement pour les hommes qui se vouent à cet art, mais aussi pour les gens du monde en général. Elle nous apprend, en effet, les recherches faites par les plus grands philosophes, par les hommes de talent de tous les siècles, de toutes les époques et de tous les pays. Cette vérité établie, l'intérêt que nous signalons sera d'autant plus grand, qu'il s'agit d'un peuple dont le nombre forme le tiers de la population de notre globe et qui est presque totalement privé des avantages résultant des connaissances plus ou moins parfaites de cet art. Nous croyons pouvoir affirmer que la Chine était une des premières, sinon la première nation exerçant la médecine. Selon toute probabilité, elle était à une certaine époque, la plus avancée dans cet art. En jetant un regard rétrospectif sur cette période de près de quarante siècles, nous trouvons que la médecine était pratiquée en Chine lorsque Abraham faisait paître ses troupeaux dans les plaines de Mambré, lorsque Joseph vendait du blé en Egypte. Mais, chose étonnante, à cette époque reculée, la pathologie, l'anatomie, la physiologie étaient aussi avancées en Chine qu'aujourd'hui, c'est-à-dire qu'à la fin du XIXe siècle de notre ère, le peuple chinois ne profite pas davantage des connaissances de ses médecins que 2.000 ans avant la naissance de Jésus-Christ.

A quelles causes faut-il attribuer cette absence totale de tous progrès de l'art médical chez les Chinois?

En faisant défiler devant nos regards le long cortège des hommes de l'art qui ont marqué leur passage dans l'histoire, nous voyons d'abord un Chinois qui semble ouvrir la marche. Il est suivi de l'ombre mal dessinée de quelques prêtres égyptiens et grecs ayant Esculape à leur tête. Viennent ensuite le silencieux et profond Pythagore et ses disciples, Hippocrate et les siens. Socrate, Platon et Aristote forment la queue de ce groupe. Après eux, nous voyons venir les disciples des écoles d'Alexandrie et de Pergame. Puis, suivent les Arabes au IXe siècle avec Rhazeres à leur tête. Ceux-ci forment une armée étrange et bigarrée, prêtres, barbiers, femmes, nécromanciens avec des symboles astrologiques sur leurs bannières. Le cortège passe. Un peu de lumière commence à se faire. Voici Galilée, Bacon, Vésalius, Harvey,

Sydenham, Hunter, Jenner et autres dont les noms sont restés célèbres. Mais en même temps, nous voyons surgir les Alchimistes, les Humoralistes, Mesmer, les Hydropathes, les Homéopathes et des rêveurs de toutes sortes.

La première période de l'histoire de l'art médical peut être appelée la période d'*instinct* provenant nécessairement du manque d'hommes compétents ; elle s'étend depuis l'âge mythologique jusqu'à la chute de Troie. La seconde période que nous appellerons la période *mystique* ou *sacrée*, s'étend depuis la chute de Troie jusqu'à la dispersion des disciples de Pythagore. La troisième, à laquelle nous donnerons le nom de période *philosophique*, fut inaugurée par Hippocrate qui, le premier, appliqua la philosophie et la logique à l'observation et à l'expérience. C'est lui qui introduisit les doctrines qui triomphèrent finalement de l'empirisme. Hippocrate découvrit cette grande vérité fondamentale que, en médecine peut-être plus qu'en aucune autre science, les connaissances doivent être basées sur l'observation minutieuse des phénomènes, et que nos raisonnements doivent être exclusivement fondés sur la généralisation de ces phénomènes.

En appliquant la philosophie inductive à l'étude de la médecine et en établissant soigneusement l'histoire naturelle des maladies, c'est-à-dire leurs tendances à une issue favorable ou fatale, Hippocrate a fait de cet art une science. Son âme élevée, son mépris du charlatanisme qui exploite l'ignorance et la crédulité des masses, joints à l'horreur qu'il avait de toute superstition populaire et surtout à son amour de la vérité, lui valurent incontestablement la gloire d'avoir fait de la Grèce ancienne le pays où la médecine était mieux connue et mieux exercée que de nos jours en Chine.

C'est ici que nous touchons du doigt la réponse à la question posée plus haut, relative à l'état arriéré de l'art médical en Chine. Ceux qui se sont livrés à cet art à travers les siècles dans le céleste empire, ne se sont jamais inquiétés des préceptes d'Hippocrate et de ses successeurs en Occident. Ils n'ont jamais cherché la vérité, ils ont constamment travaillé dans les ténèbres.

La soif de connaître se révéla en Grèce du temps de Pythagore et augmenta considérablement chez ses disciples, Platon, Aristote et Hippocrate, qui fondèrent l'école des Erudits de la Grèce. Cette école a résisté à toutes les attaques, elle est restée debout jusqu'à nos jours, elle a même traversé les périodes de décadence. La Chine, pendant ses longues années d'existence, n'a jamais eu cette soif de connaître, que Pythagore fit naître en Grèce. Il était à la fois le Galilée et le Luther de son temps, tandis que l'histoire de la Chine ne parle à aucune époque d'hommes célèbres ayant fait preuve de connaissances approfondies de l'art médical. Pythagore enseigna la doctrine de l'unité de Dieu, de l'esprit et de la matière, étant deux choses éternelles et non créées, l'homogénéité de la nature et sa perfectibilité infinie. Il enseigna aussi une doctrine du développement des êtres animés dans la nature, analogue à celle expliquée dans les *Vestiges de l'histoire naturelle de la création*. Ses vues relatives à ce sujet ont été consignées dans le *Nouveau dictionnaire d'histoire naturelle*. Nous lisons dans les commentaires aux doctrines de Pythagore empruntés à ce dictionnaire, qu'il conçut une époque où les insectes, les mollusques et les reptiles n'avaient rien qui leur était supérieur dans l'univers et se trouvaient à la tête des êtres organisés. Qui sait, si dans la nuit éternelle des temps, le sceptre du monde ne passera pas de la main de l'homme dans celle d'un être plus parfait et plus digne de le porter? Le nègre, aujourd'hui de race inférieure, régnait peut-être un jour sur la terre, avant l'apparition de la race blanche. Si la nature a nécessairement donné l'empire aux races les plus parfaites à mesure qu'elle les créa, pourquoi s'arrêterait-t-elle en chemin? Qui oserait donner une limite à sa puissance? Elle est soutenue par une main invisible dont le pouvoir est illimité. Tels étaient les raisonnements de Pythagore.

La Chine ne manquait cependant pas de sages et de penseurs à cette époque éloignée. Elle nous montre Confucius comme une de ses plus grandes gloires. Mais que sont-ils à côté des sages de la Grèce? Tout ce que nous apprenons des hommes qui se sont, à n'importe quelle époque, voués en Chine aux études médicales, ne saurait être comparé à ce que Hippocrate a fait pour cette science. Hippocrate était le type du médecin philosophe; son désintéressement, son abnégation, son patriotisme, son amour du vrai, sa bienveillance, son esprit exercé, lui permirent d'atteindre cette hauteur de la science à laquelle il est si difficile de parvenir et à laquelle jamais aucun médecin chinois n'a aspiré, c'est-à-dire la conscience de son ignorance. Car, nonobstant leur complète ignorance d'anatomie, de physiologie et de pathologie, jointe à leurs connaissances très imparfaites de symptomatologie et leurs notions primitives de thérapeutique, ils ont la prétention de toujours vouloir tout expliquer, quelque difficile et compliqué que soit le cas qui se présente. Jamais ils ne déplorent leur ignorance, jamais ils ne cherchent à s'éclairer, jamais ils ne désirent étendre le cercle de leurs connaissances médicales. On comprend que cette satisfaction personnelle est des plus déplorables et forme une barrière à toute espèce de progrès. Hippocrate au contraire avait pris pour maxime : l'art est difficile, la vie est courte, les occasions sont rares, l'expérience est trompeuse, le jugement est scabreux. Comme tout médecin sage et judicieux, Hippocrate cherchait toujours à aider la nature dans ses efforts pour combattre le mal. *La nature,* disait-il, *est le grand médecin* et, comme tout homme qui aime la vérité, il donna à la nature la part qui lui est due dans la guérison des maladies. Et quoiqu'il eût établi cette loi, que le médecin doit régler sa médication de façon à faire du bien et surtout à ne pas faire du mal, c'est-à-dire à ne pas contrarier les efforts de la nature, ses traitements en certains cas n'en furent pas moins hardis et décidés. Il fut le premier à employer les dérivatifs et les révulsifs, il saigna librement dans les affections inflammatoires de la poitrine, et dans les cas moins graves, il eut recours aux ventouses sèches ou scarifiées.

Il exerça la médecine dans toutes ses branches y compris les accouchements, avec une dextérité et un savoir qui n'ont jamais été surpassés par aucun médecin d'aucun pays et qui ne seront certainement jamais approchés par aucun praticien chinois. Il était habile chirurgien, opérateur hardi. Il ouvrit la poitrine dans les cas d'empyème et d'hydrothorax, il perfora le crâne au moyen de la tréphine dans certaines lésions de la tête. Ses ouvrages intéressants *De fracturis* et *De articulis* nous prouvent qu'il était très au courant des diverses sortes de fractures et de luxations. Il était l'inventeur d'un excellent système pour remettre les os et les consolider au moyen de bandages de cire. Pour les luxations il avait recours à la mécanique si la force de l'homme n'était pas suffisante pour remettre les os déplacés. Sa description minutieuse des accidents communs aux articulations coxo-fémorales et du coude nous montrent la profondeur de ses idées, la justesse de ses observations et son grand savoir.

Ses observations sur la nature et le traitement du pied-bot, font l'admiration même des professeurs de chirurgie de notre siècle. Son ouvrage *De Aerae, Locis et Aquis*, nous montre qu'il attachait une grande importance à l'influence du climat, des changements de temps, de la nourriture, des boissons dans les maladies. Il était le premier à observer les crises, les moments critiques et les diverses phases des maladies.

Si nous ne devons pas nous étonner des connaissances limitées des médecins chinois à cette époque reculée, nous devons nous extasier devant celles d'Hippocrate, surtout si nous nous rappelons l'horreur qu'on avait alors de la dissection du corps humain. L'anatomie pratique n'était point permise, la physiologie n'était pas connue ; donc, sous ce rapport Hippocrate n'était pas plus avantagé que les Chinois. Nous savons qu'il était complètement dépourvu de moyens pour acquérir une connaissance exacte de la construction du corps humain, de la circulation du sang, de l'existence d'un système nerveux et des rapports qu'ont entre elles les diverses parties de ce corps ;

mais il eut l'heureuse idée de faire ce que les Chinois n'ont jamais fait ; il disséqua et examina des animaux, et au moyen de l'anatomie comparée et de l'étude des changements pathologiques observés chez les animaux, il traçait par induction la nature et les fonctions des organes à l'état sain. Il arrivait ainsi à un degré de science médicale qui surpasse de beaucoup ce que l'on trouve en Chine, même à l'époque où nous vivons.

La période *anatomique* est la quatrième de l'histoire de la médecine. Nous jetons un coup d'œil rétrospectif sur les progrès de l'art médical en Occident afin de pouvoir mieux faire ressortir l'état réel de cet art en Chine. Aristote étudia l'anatomie comparée, l'histoire naturelle et la philosophie. Il suivait les cours de Platon avec la plus grande assiduité. Philippe, roi de Macédoine, lui confia l'éducation de son fils Alexandre, et quand celui-ci fit plus tard la conquête de l'Asie-Mineure, il envoya à Aristote beaucoup d'intéressants spécimens d'histoire naturelle qui lui permirent de former un muséum. Le patronage accordé par Alexandre aux études de son professeur eut bientôt raison des préjugés contre les dissections du corps humain. La science prit un nouvel essor, les bibliothèques d'Alexandrie et de Pergame furent fondées et comptèrent bientôt, l'une 600.000 volumes et l'autre 200.000.

Toutes les sciences furent cultivées avec vigueur par les Ptolémée. Ils firent des collections zoologiques et botaniques considérables, ils équipèrent des expéditions géographiques et commerciales. Mais la médecine était leur étude de prédilection. C'est à cette époque que nous voyons apparaître les anatomistes distingués, Erasistrate et Hérophile dont le premier était le petit-fils d'Aristote, qui fonda l'Ecole de médecine de Smyrne.

Les Ptolémée n'encourageaient pas seulement les dissections du corps humain en fournissant des sujets aux écoles de médecine ; ils disséquaient aussi eux-mêmes, et l'école d'Alexandrie acquit bientôt une réputation telle que le seul fait d'avoir étudié à cette école était suffisant pour établir la réputation d'un médecin. Malheureusement, cette ère de progrès ne devait pas durer longtemps ; les Romains firent la conquête de l'Egypte et interdirent toutes dissections du corps humain. La riche bibliothèque d'Alexandrie fut également détruite sous Jules César, et quoique Cléopâtre y fît transporter plus tard celle de Pergame, la folle obstination de Corvialle rendait son louable patronage complètement sans effet.

Un siècle plus tard, l'Ecole de médecine d'Alexandrie reprit son ancienne splendeur et produisit parmi d'autres grands hommes, Galen, Celse, Pline et Dioscoride. Les livres sixième et septième de l'ouvrage de Galen montrent que ses connaissances physiologiques dépassent celles des Chinois de tous les temps, d'autant que la physiologie actuelle de l'Europe dépasse celle de Galen. Il enseigna que le cœur était la source de la vie, le siège des forces vitales, le fourneau d'où la chaleur innée se propage par les artères dans toutes les parties du corps humain. Il dit que l'objet de la respiration est de maintenir la chaleur animale et d'évacuer la partie fuligineuse du sang. Ne dirait-on pas que Galen anticipait la théorie de la respiration, si bien décrite par Liebig? Il nous montre en effet l'analogie entre la combustion et la respiration et conclut que les deux procédés se ressemblent beaucoup. Il compare les poumons à une lampe, dont le sang forme l'huile, le cœur la mèche et la chaleur animale la flamme. Il fait une description remarquable du système des artères et des veines, et appuie surtout sur le fait que le cœur est le centre du premier de ces systèmes, et que les valvules du cœur servent à prévenir le regorgement du sang du côté gauche au côté droit du thorax pendant la systole. Les valvules, les cavités et la substance du cœur sont également décrites avec une justesse merveilleuse.

Cette période finit avec les travaux de Paul Aginete qui constituent une encyclopédie complète de la littérature médicale de son époque.

En 640, l'École d'Alexandrie fut de nouveau renversée par les Sarrasins et la bibliothèque comptant 700,000 volumes était employée pendant six mois à chauffer les bains publics. Vers cette époque, l'Europe était également envahie par les Francs, les Visigoths et les Lombards, de sorte que les arts et les sciences ne trouvèrent protection qu'à Constantinople et chez les Califes de l'Arabie. C'est donc ici que nous plaçons le début de la cinquième période.

Haroun-al-Raschid était le plus célèbre et le plus éclairé des Califes d'Arabie. Sa cour devint le refuge des savants chrétiens persécutés. Il établit des hôpitaux et des écoles publiques à Bagdad. Son fils y fonda même une Université, qui, au moyen âge, devint célèbre comme celle d'Alexandrie. Il ordonna à ses ministres d'acheter à tout prix tous les manuscrits médicaux et philosophiques qu'ils trouveraient, et il paya pendant quarante ans au poids de l'or les traductions faites par un chrétien. Rhages, né en Perse, était un auteur et professeur distingué de l'université de Bagdad. Il était médecin en chef du grand hôpital.

Vers cette époque les sciences médicales furent également cultivées en Espagne par les princes Maures. La bibliothèque de Cordoue contenait 224,000 volumes traitant de médecine et de philosophie.

L'école de Salerne, en Italie, était célèbre pour cette branche d'études du xe au XIIIe siècle. Du XIVe siècle au XVe, d'autres médecins et chirurgiens de grand talent firent leur apparition en Europe occidentale. Nous citerons ici Lanfranc, professeur de chirurgie à Paris et Jean Pitard le fondateur du célèbre collège Saint-Come, au XVIe siècle.

En 1424, Nicolas Leonicène, professeur de médecine à Ferraro, traduisait quelques-unes des œuvres d'Hippocrate et de Galen en latin.

En 1453, lors du siège et de la prise de Constantinople, beaucoup de Grecs savants se sauvèrent en Italie, emportant avec eux des manuscrits médicaux de grande valeur. Linacre étudia à Florence, sous Demètre Chalcondyle un réfugié grec. Il fonda le Collège des médecins de Londres et des chaires à Oxford et Cambridge pour enseigner les théories d'Hippocrate et de Galen.

Pour bien comprendre l'état actuel de l'art médical en Chine, il était nécessaire de jeter ce coup d'œil rapide sur l'histoire et les progrès de cet art dans les pays de l'Occident jusqu'au moyen âge. A l'aide de cet aperçu historique, nous démontrerons plus facilement ce que nous avons déjà dit, c'est-à-dire que l'art médical en Chine est loin d'avoir atteint aujourd'hui ce degré de perfection qu'il avait déjà atteint en Grèce du temps d'Hippocrate, et qu'il n'a jamais été cultivé au céleste empire aussi sérieusement et avec autant d'amour pour la science et la vérité.

Les nations diffèrent moins entre elles au physique qu'au moral. Les anciens Grecs se distinguèrent par leur goût classique et esthétique. Un esprit solide marquait les Romains. Des habitudes contemplatives caractérisèrent les Arabes. Le fanatisme et la bigoterie formaient les défauts des Mahométans et des Turcs. L'insouciance et la souplesse sont propres aux Hindous. Les Chinois sont un peuple pratique, très utilitaire, prêt à sacrifier tout au profit et au plaisir du moment. Ils ont le goût esthétique très peu développé et connaissent peu ou ne se soucient guère du beau, du sublime, du pittoresque, du mélodieux, de l'harmonieux, etc. Cependant ils sont observateurs lorsqu'il s'agit de choses de leur ressort, de leur compétence ; mais leur observation est généralement superficielle et pour cette raison, leurs déductions sont ridicules.

Ils n'aiment point les études scientifiques, et comme l'étude des sciences naturelles et abstraites leur paraît improductive, ils les négligent complètement.

Ils sont industrieux et actifs. Ils ont fait des progrès considérables dans la science morale, mais leur politesse est rarement désintéressée, de sorte que le vernis disparaissant, la grossièreté et la brutalité deviennent immédiatement visibles. Un de leurs plus grands défauts, celui que nous considérons comme le plus grand obstacle à leur amélioration comme peuple, est leur dédain de la vérité. Dans toutes les branches de la science, l'amour du vrai doit toujours former le premier élément de nos études ; toute considération, toute opinion, tout système doit disparaître devant la vérité. Nous devons toujours être animés d'un ardent désir de la trouver ; nous devons l'aimer et l'estimer pour elle seule.

Or, comment les sciences médicales, dont l'existence même est basée sur cet amour de la vérité, pourraient-elles progresser chez un peuple dont chaque individu depuis sa naissance est habitué au faux, dont les magistrats, les fonctionnaires les plus élevés n'ont pas honte de se laisser prendre à mentir, un peuple qui considère l'art de tromper comme le plus grand mérite, le plus grand talent, et qui croit n'avoir rien à craindre de ses dieux pour ses détestables défauts?

Les Chinois ne connaissent pas plus la médecine que les autres sciences. La minéralogie, la géologie, la chimie, la physique, etc., leur sont totalement inconnues et ils n'ont pas la prétention de les connaître. Mais de la médecine, ils prétendent avoir une connaissance profonde depuis les temps les plus reculés.

On trouverait difficilement une tribu, bien moins un peuple, sur le globe terrestre qui n'ait quelques notions des vertus médicales de certaines plantes et de leur emploi dans certaines maladies. Mais avant de pouvoir traiter les maladies avec prudence et succès, il est absolument nécessaire de bien connaître le corps humain et ses fonctions à l'état sain. La nature de l'homme doit être étudiée au point de vue physique et psychologique. Il s'agit de bien connaître aussi ses rapports avec le monde extérieur, et comme ces études embrassent un vaste champ de recherches scientifiques et d'observations minutieuses, les sujets ayant trait à la constitution morale et physique de l'homme forment un excellent critérium, moyennant lequel nous pouvons juger, non seulement la supériorité scientifique de certaines nations sur d'autres, mais encore de certains individus sur d'autres de la même nation.

Passons maintenant brièvement en revue les auteurs chinois et leurs œuvres, en commençant par ceux dont l'authenticité a pu être établie, pour terminer ensuite par un exposé sommaire de l'état actuel de l'art médical et de l'exercice de la médecine dans ce grand empire.

Les auteurs chinois qui ont écrit sur la médecine, ont été nombreux depuis les époques les plus éloignées. Avant l'ère chrétienne, des volumes considérables furent écrits sur les diverses branches de la médecine, et il est plus que probable que cet art avait été réduit à une sorte de système, déjà du temps de Salomon ou du siège de Troie.

Les premiers traités de médecine sont attribués à Shing-Ming et Hwang-te. Ces ouvrages contiennent principalement des règles et des maximes traditionnelles datant d'une époque préhistorique. Au VIIIe siècle Wan-ping écrivit vingt-quatre volumes de commentaires sur les ouvrages de Hwang-te. On attribue également à Hwang-te une œuvre en vingt-quatre volumes connue sous le titre de *Ling-chu-king* et donnant une description minutieuse des amputations et de la nature des maladies internes. Cette œuvre a été commentée par beaucoup d'auteurs, même par ceux du XVIIIe siècle. Un ouvrage curieux, le *Nang-king*, qu'on dit avoir été écrit au IIIe siècle avant notre ère, donne la solution de vingt-cinq questions difficiles ou douteuses. Ce livre a dû occuper beaucoup l'esprit médical en Chine, car il n'existe pas moins de onze commentaires qui s'y rattachent et qui ont été écrits avant le XIVe siècle. Au XVe siècle un médecin nommé Chan-she-hung en publia une nouvelle édition illustrée. Le célèbre médecin de la cour Wang-shou-ho publia l'an 290, un ouvrage sur le pouls en dix volumes, ayant pour titre *Mi-king* et faisant le compte-rendu de ses observations personnelles joint aux connaissances traditionnelles qu'on avait à cette époque du même sujet. Cette œuvre a eu plusieurs éditions pendant les dynasties suivantes, et elle est encore aujourd'hui très estimée en Chine.

Au Xe siècle, nous voyons paraître sous le titre de *Yong-he-Tsing-we*, un opuscule traitant des maladies des yeux.

Pendant la dynastie des Sung, Chingkuo publia un recueil d'ordonnances en huit volumes, sous le titre de *Sou-Chin-liang-fang*. A la même époque parut également le *Shan-han-tsung-pin-loung* en six volumes, traitant des fièvres et contenant un chapitre sur la composition des médicaments.

Au XIIIe siècle, Ching-tse-ming écrivit un ouvrage en vingt-quatre volumes, appelé *Fou-jin-ta-tsouen-liang-fang* sur les maladies des femmes. Ce livre contient un grand nombre d'ordonnances réputées utiles. Il en existe des abrégés.

Vers la même époque, vit également le jour l'*E-in-youen-jung*, en douze volumes, traitant des fièvres et autres maladies.

En 1340, Wé-yi-ling écrivit un livre en vingt volumes appelé *Shi-i-ti-hien-fang* divisé en sept parties. La première traite des maladies des grandes artères; la seconde, des petits vaisseaux; la troisième, des maladies nerveuses; la quatrième, des accouchements et des maladies des femmes; la cinquième, des maladies des yeux; la sixième, des maux de dents et de gorge; la septième, du traitement des fractures et des blessures de flèches. L'auteur indique les cas où, dans le traitement des diverses maladies, il pense que l'acuponcture peut être employée avec succès.

Vers l'an 1360, Wan-le fit paraitre un ouvrage sous le titre de *E-kin-sou-huey-tse* traitant des fièvres et des maladies internes et externes en général ainsi que de l'apoplexie. Un traité des maladies de la peau vit le jour à la même époque ayant pour auteur Tse-te-che.

Une œuvre célèbre sur la thérapeutique appelée *Pou-tse-fang* fut écrite par Chou-sou prince impérial de la dynastie des Ming. Elle comprend cent-soixante volumes et contient environ deux mille conférences sur environ deux mille cent cinquante sujets. Elle est illustrée de 240 figures et renferme plus de vingt-deux mille formules. La célèbre Matières médicales intitulée *Pun-tsoun-kang-mou* en cinquante-deux livres, parue au milieu du XVIe siècle, avait pour auteur Li-shi-chin. Une partie considérable de cette œuvre se compose d'extraits de plus de huit cents auteurs et de dix-huit cents remèdes et médicaments, dont seulement trois cent soxante-dix sont nouveaux. On prétend que ce monument de la littérature médicale de la Chine est basé sur un petit traité de Shing-Ming, écrit par cet auteur plusieurs siècles avant l'ère chrétienne.

Le *Pun-tsans* n'a pas été traduit en aucune langue européenne, mais M. Daniel Hanbury de Londres a écrit un fort intéressant article dans le *Pharmaceutical Journal* de juillet et d'août 1860 contenant un tableau synoptique de l'herbier chinois.

Sous la dynastie des Ming, le gouvernement de la Chine établit la Faculté de médecine comprenant treize branches d'études, qui furent réduites à onze par l'Ecole impériale de médecine de Pékin au commencement de la dynastie tartare. Plus tard on ne conserva que huit branches qui sont aujourd'hui : celle des maladies des gros vaisseaux et de la petite vérole ; celle des maladies des petits vaisseaux ; celle des maladies de la peau ; celle des maladies des yeux ; celle des maladies de la bouche, des dents et de la gorge ; celle des maladies des femmes ; celle des maladies des os, des fièvres et des cas d'acuponcture.

En 1602, Wang-kang-tang fit paraître son ouvrage *Chin-chi-chun-shing* en cent-vingt volumes traitant des maladies des femmes et des enfants, des fièvres et des ulcères. L'auteur fait de nombreux emprunts à ses prédécesseurs qu'il cite d'ailleurs.

En 1591, parut un ouvrage sur l'hygiène, le *Tsung-sang-pa-tsun*, en vingt livres. Il traite de la diète, des boissons, du régime, des amusements, du repos, de l'étude, des vêtements et des moyens de prévenir les maladies par une vie régulière. A cette époque on vit paraître aussi plusieurs petits traités sur les maladies des enfants avec des recueils de formules et de traitements tirés des anciens auteurs. Nous trouvons parmi ceux-ci un ouvrage sur l'acuponcture en sept volumes, *Tung-pou-chin-kiou-king*, avec un grand nombre d'illustrations. L'empereur de la Chine fit faire à cette même époque deux figures anatomiques du corps humain en cuivre, pour servir d'illustration à l'étude de l'acuponcture. Un de ces modèles est, dit-on, encore à Pékin, mais il est loin de répondre au but qui lui était destiné.

Pendant la dynastie des Ming, on vit paraître plusieurs ouvrages sur la petite vérole. Le premier s'appelle *Weng-yen-tho-tou-chin-hing*. Quelques-uns de ces livres sont accompagnés de figures et contiennent de nombreuses formules pour le traitement de cette maladie. Le XVIIe siècle vit paraître deux ouvrages sur le choléra, ayant pour titre, le premier *Chou-chin-tscoun-hou*, le second *Chou-chou-yen-hung-tscoun-shou*. Ce dernier contient beaucoup d'ordonnances et discute les divers traitements de cette maladie.

En 1684, Swon-Hein publia un ouvrage en huit livres, *Niou-ko-king-hing*, sur les maladies résultant des accouchements.

En 1674, Fou-yin-you en publia un en six volumes *Shing-sho-you-han* sur les maladies des yeux, et vers la même époque un autre, *Ta-san-yaou-cho*, sur les accouchements, dans lequel on trouve des conseils concernant l'éducation des enfants.

En 1696, Sang-you écrivit un ouvrage en seize livres *Sang-you-tsung-sang-tsouen-shou*, dans lequel il indique beaucoup de règles pour la conservation de la santé et plusieurs drogues devant guérir toutes les maladies. Un ouvrage en six volumes sur les propriétés des médicaments, *Chin-sle-i-kun-fang hing* par Ching-li-ting, parut à la même époque. Ce dernier eut une seconde édition en 1707, contenant des ordonnances pour toutes les douleurs et toutes les maladies dont l'homme est susceptible. Un autre ouvrage *Kè-kiou-kuang-sang-tsè* de la même époque, donne les moyens de prolonger la vie et de la sauver en cas de suicide.

Mais l'ouvrage le plus complet sur l'exercice de la médecine vit le jour en 1740, sous le titre de *You-tsuan-i-tsun-king-ki* en quatre-vingt-dix livres. Cette œuvre s'étend longuement sur le pouls, sur la circulation de l'air dans le corps humain, contient beaucoup d'ordonnances de médecins célèbres, de formules magistrales et le traitement des fractures. Elle est accompagnée de nombreuses figures et l'auteur fait un effort vigoureux pour classer les diverses maladies.

Plusieurs compendiums de l'art médical furent publiés à cette époque, entre autres l'*E-heo-sin-wou* de Chin-kwo-pang qui embrasse toutes les sciences médicales, et l'*E-tsan-pie-iou* en dix chapitres, de Li-chun-tse. En 1832, Li-tsun-yung fit paraître un ouvrage en huit livres, *E-kong-li-youn*. Il contient des chapitres sur le froid et la chaleur, la sécheresse et l'humidité, etc., etc.

Nous pourrions mentionner d'autres ouvrages sur l'art médical, publiés en

Chine, mais nous croyons que ceux que nous venons de citer suffisent amplement pour prouver que la quantité dépasse de beaucoup la qualité.

Toutes les phases de la littérature médicale en Chine nous montrent une imagination arrogante jointe à une ignorance regrettable de l'art. Nulle part dans ces écrits, on ne découvre le moindre désir de s'éclairer. Ils sont tous basés sur la fantaisie et n'ont en vue que de viles spéculations d'une industrie intéressée. Dans leurs efforts pour soutenir ce qu'ils considèrent comme la base de leur système, ils sacrifient sans scrupule non seulement la vérité, mais encore l'intelligibilité et la raison. Dans la plupart de leurs écrits, les auteurs chinois semblent vouloir envelopper le lecteur de mystère et rendre le sujet aussi obscur que possible. Ils professent d'admirer le plus ce qui est le moins connu, le moins compris. Aucune évidence ne transpire dans leurs livres, montrant qu'ils se soient jamais donné la peine de disséquer le corps humain. L'anatomie descriptive et comparée est complètement ignorée d'eux. Ils ne font aucune distinction entre les artères et les veines, entre les nerfs et les tendons. Il est vrai qu'ils possèdent quelques dessins anatomiques, mais d'une imperfection telle qu'on ne peut s'en servir utilement.

Les Chinois sont aussi ignorants en physiologie qu'en anatomie. Des fonctions du cœur, des poumons, du foie, des veines et même du cerveau, ils ne savent absolument rien. Ils ne font aucune distinction entre le sang veineux et le sang artériel. Ils semblent cependant avoir une vague idée des sympathies existant entre les divers organes et viscères, et du dérangement de l'un entraînant le dérangement de l'autre ; car ils appellent poétiquement le cœur, le mari, et les poumons la femme. Ils appellent l'homme *siaou-tien-tsz*, c'est-à-dire un microcosme, un diminutif de l'univers. Le corps humain, disent-ils, est composé de cinq éléments : le feu, l'eau, le métal, le bois et la terre, et ils mettent ces cinq éléments en rapport avec cinq plantes, cinq goûts, cinq couleurs, cinq métaux et cinq viscères, excluant le cerveau. Les maladies, continuent-ils, résultent du dérangement de l'équilibre de ces cinq éléments. Un excédent ou un manquant de feu ou d'humidité, de froid ou de chaleur, dérangent l'économie ; le secret de l'art de guérir est de suppléer à ce qui manque au corps humain ou de retirer ce qui y est trop abondant ; de rétablir ainsi l'harmonie et l'équilibre entre les cinq éléments. Partant de ce principe, ils ont des médicaments auxquels ils attribuent la propriété d'augmenter la force de la respiration, de diminuer le flegme, de réchauffer le sang, de purger le foie, d'enlever les matières nuisibles, d'augmenter l'appétit, de stimuler les forces vitales, de restaurer l'harmonie, etc., etc. Les médicaments, selon eux, ont aussi une influence guérissante et corrigeante sur certaines forces mystérieuses duelles de la nature appelées *yin* et *yang*, correspondant à la lumière et à l'obscurité, la terre et le ciel, la force et la faiblesse, etc. Ils appellent le cœur le roi du corps, d'où émanent ainsi que du creux de l'estomac toutes les idées et toutes les délices. L'âme habite le foie, de sorte que tous les grands et nobles projets partent de cet organe. La vésicule du fiel est le siège du courage ; l'audace ou la timidité de l'individu varient selon son développement, et montant dans le corps, il provoque la colère. Les Chinois mangent quelquefois la bile contenue dans cette vésicule prise sur des animaux, tigres et ours, et même sur des hommes, bandits notoires exécutés pour leurs crimes. Ils croient se donner ainsi du courage.

Les petits intestins s'attachent au cœur et servent de conduit aux urines pour passer dans la vessie ; les grands intestins s'attachent aux poumons et ont seize circonvolutions.

Ils considèrent le système osseux comme une espèce de charpente ; ils parlent du crâne comme d'un seul os, de même de l'avant-bras, de la jambe et du bassin. Mais de tout cet empirisme, rien n'est plus curieux que leur théorie concernant le pouls. Ne connaissant rien aux fonctions du cœur, ils ignorent nécessairement aussi la circulation du sang. Ceci est prouvé, d'abord par leur assertion que les pulsations diffèrent pour chaque partie du corps, ensuite par l'absence complète dans leurs écrits d'aucune mention des valvules dans les veines, chose qui n'avait pas échappé à Galen et Harvey, qui y attachaient une importance capitale ; enfin, par leur ignorance des changements que subit le sang en passant dans les poumons et dans les capillaires et finalement par leur habitude de tâter le pouls aux deux poignets ou comme ils disent, aux deux côtés du corps, déclarant non seulement que les pouls diffèrent, mais prétendant, en outre, qu'il en existe trois à chaque bras.

Il est vrai que dans leurs anciens ouvrages, ils indiquent le sang comme la principale source de la vie, mais ils tirent cette conséquence du fait que l'individu meurt lorsqu'il perd tout son sang. Tout ce qu'ils nous apprennent est que le sang coule dans des vaisseaux. Quelques-uns de leurs dessins représentent des tubes partant des doigts, des mains et des pieds et montant par les bras et les jambes dans le tronc où ils se perdent ou atteignent le cœur, les poumons ou quelqu'autre organe, après avoir parcouru tout le corps. Il serait difficile de trouver deux auteurs qui soient d'accord sur la circulation exacte du sang.

Il est surprenant que pendant ce long espace de temps, où tant de générations se sont succédé, dans un vaste pays comme celui-ci, jamais, parmi ce grand nombre d'hommes qui se prétendent des autorités et qui enseignent les autres, il ne s'en soit trouvé un seul doué d'un esprit assez indépendant pour faire de nouvelles recherches, ou assez sceptique pour mettre en doute les nombreuses assertions de ses prédécesseurs.

Les observations et les raisonnements des médecins chinois sont tellement extraordinaires qu'ils ne pourraient jamais satisfaire l'esprit de l'étudiant européen ou de race caucasique qui cherche la vérité. Le système suivi par eux pendant des siècles est absurde et faux aux yeux de tout le monde. Leur théorie ne peut supporter l'épreuve des lois les plus simples de la nature.

Le célèbre Cullen, en parlant de l'état des sciences médicales en Europe pendant son siècle, disait qu'il y avait en médecine plus de faits inexacts que de fausses théories. Il en est ainsi en Chine. Là tout est faux, parce que tout repose sur une fausse base. Il est possible que le médecin chinois soit doué d'une certaine finesse ou pénétration d'esprit, mais nous le blâmons de ce qu'il prétend savoir ce qu'il ne sait pas, de ce qu'il prétend sentir ce qu'il ne sent pas, de ce qu'il ne cherche pas à étendre la limite de ses connaissances et qu'il continue à exercer son art en conservant les anciens errements de ses prédécesseurs.

Après avoir exercé la médecine en Chine pendant dix-huit ans et après avoir appris la langue chinoise, le docteur Hobson dit dans un remarquable article du *Medical Times and Gazette* du 18 novembre 1860 : *Quoique les Chinois s'extasient dans leurs pompeux écrits sur les merveilleuses propriétés du pouls et trompent le public en disant qu'ils distinguent ses formes minutieuses et variées, je n'ai jamais rencontré un seul praticien chinois qui osât affirmer le fait en ma présence, ou donner des preuves de sa prétendue doctrine en établissant le diagnostic d'une maladie quelconque en tâtant simplement le pouls du malade.*

Plus loin dans le même article, le docteur Hobson dit : Le pouls occupe l'étendue d'un pouce chinois à chaque poignet. Il se divise en trois parties nommées *Tsun, Kwan* et *Chi*. Chacune de ces parties a son pouls extérieur et intérieur, ce qui fait un total de douze pouls, six au poignet de la main gauche et six au poignet de la main droite. C'est pourquoi ils tâtent les pouls des deux mains et s'étonnent de voir un médecin étranger se contenter d'en tâter un seul. A part ces douze pouls, il y en a encore d'autres qui méritent à peine d'être signalés, étant trop raffinés même pour des docteurs chinois qui avouent leur peu d'importance dans l'exercice de la médecine. Mais ces douze pouls que nous venons d'indiquer correspondent avec autant de viscères, dont deux sont de pure imagination : *la porte de la vie* et *les méca-*

branes des viscères. Le tableau suivant expliquera mieux cette théorie :

THÉORIE CHINOISE DU POULS

Étendue ; un pouce ou trois doigts de largeur sur les poignets de droite et de gauche.

Division ; en trois parties nommées *Tsun*, *Kwan* et *Chi*.

Le pouls du poignet gauche :

Tsun	côté extérieur correspond au cœur.
	côté intérieur aux petits intestins.
Kwan	côté extérieur correspond au foie.
	côté intérieur à la vésicule du fiel.
Chi	côté extérieur correspond aux reins.
	côté intérieur correspond à la vessie.

Le pouls du poignet droit :

Tsun	côté extérieur correspond aux poumons.
	côté intérieur aux grands intestins.
Kwan	côté extérieur correspond à la rate.
	côté intérieur correspond à l'estomac.
Chi	côté extérieur correspond à la porte de la vie.
	côté intérieur aux membranes des viscères.

Il y a quatre sortes de pulsations : *Foue*, le pouls plein et fort ; *Chin*, le pouls faible et profond ; *Che*, le pouls lent ; *So*, le pouls actif.

Les trois parties du pouls peuvent avoir des pulsations différentes. Ainsi le *kwan* peut être *foue*, c'est-à-dire plein et fort, en même temps que le *tsun* peut être *so* ou actif, et le *chi* peut être *chin* c'est-à-dire petit et faible.

Qui oserait soutenir, en présence d'une semblable théorie que les Chinois connaissent quelque chose à la circulation du sang ?

Voici maintenant un certain nombre d'extraits concernant le pouls, tirés d'une description de l'empire chinois, du Père jésuite français Du Halde, qui paraît avoir eu une grande confiance dans les talents des médecins chinois sous le rapport de leur théorie du pouls.

Pour bien connaître les maladies et pour savoir si elles sont mortelles ou non, le meilleur moyen est d'examiner le pouls.

Dans les maladies du cœur, il faut consulter le pouls du poignet gauche.

Dans celles du foie, c'est également au poignet gauche qu'il faut s'adresser, mais il faut tâter le pouls exactement à l'articulation du poignet et du cubitus.

Dans les maladies de l'estomac, il faut examiner le pouls du poignet droit et dans celles des poumons le pouls de l'articulation de ce même poignet.

Pour les reins, le pouls doit être tâté au-dessus de l'articulation à l'extrémité du cubitus ; la main droite pour le rein droit, la main gauche pour le rein gauche.

Chaque saison a son pouls particulier !

Pendant la première et la seconde lune, quand le bois prédomine, le pouls du foie qui répond au bois est *Hyen*, c'est-à-dire un mouvement long et tremblant, ressemblant beaucoup à celui de l'instrument appelé *Tseng*.

Pendant la quatrième et la cinquième lune, le pouls du cœur, qui répond au feu, est pour ainsi dire débordant (*Hong*), Le pouls de l'estomac qui répond à la terre est modérément calme (*Wan*) à la fin de chaque saison, c'est-à-dire pendant la troisième, la sixième, la neuvième et la douzième lune.

Pendant la septième et la huitième lune, le pouls des poumons qui répond aux métaux est faible (*Sye*) ; superficiel (*Fiou*) ; court (*Twan*), et aigu (*Se*).

Pendant la dixième et la onzième lune, le pouls des reins qui correspond à l'eau, est profond (*Chin*) et faible (*Sye*).

Au printemps, le pouls des poumons est mortel, le pouls du cœur étant pris à part ; car le cœur est le fils du foie, dont les reins sont la mère et l'estomac, la femme. Le pouls de l'estomac au printemps, le pouls du cœur en hiver, le pouls du foie en été, sont tous de très mauvais symptômes.

Il faut avoir soin de ne pas confondre les diverses sortes de pouls qui se ressemblent ; car les pouls *Hyen* et *Kin*, *Se* et *Wey*, *Fiou* et *Kong*, *Hong* et *Chi* ont quelque affinité quoique leurs indications diffèrent beaucoup.

Si le pouls du poignet est *Key* ou actif, il est toujours accompagné de mal de tête ; s'il est *Hyen*, long et tremblant, il indique de l'ardeur d'estomac ; s'il est *Kin*, court et tremblant, il indique la colique ; s'il est *Wan* ou modérément calme, la peau est comme endormie ; s'il est *Wey* ou petit, la poitrine a pris froid ; s'il est *Sa* ou très pressé, l'estomac est en feu ; s'il est *Wha* ou glissant, le sang abonde ; s'il est *Sa* ou aigu, il indique la tristesse ; s'il est *Hong* ou débordant, la poitrine et les côtés sont trop pleins et le malade se sent oppressé ; s'il est *Chin*, profond, il indique des douleurs dans le dos.

Quand, à l'articulation du poignet et du cubitus, le pouls parait *fiou*, superficiel, et *wan* modérément calme, le malade a des nausées ou peu d'appétit.

Si le pouls au même endroit est *kin*, court et tremblant, il y a de l'oppression et des flatuosités, ce qui est difficile à guérir. S'il est *yo*, faible, et *su*, pressé, l'estomac est enflammé ; s'il est *hyen*, long et tremblant, et *wha*, glissant, l'estomac a pris froid.

Pour savoir si le malade peut guérir, il faut examiner avec soin le mouvement et la durée du pouls.

Si le pouls frétille comme un petit poisson qui plonge constamment pour remonter ensuite si lentement qu'il a l'air d'être retenu par la queue, c'est un très mauvais indice. Le meilleur médecin n'est pas capable de guérir un tel patient, qui doit se préparer à mourir. Mais il y a des cas où le malade, quoique son pouls n'ait point ce défaut, perd connaissance et ne parle plus. Quelquefois aussi, son pouls n'est point perceptible ni au poignet ni à l'articulation. Cependant si on le sent à l'extrémité du cubitus, si les pulsations sont assez régulières pendant un certain temps, quoique le malade puisse paraître mourant, il vivra, du moins un médecin capable pourra le sauver, car il y a un vieux proverbe qui dit : *L'arbre est sans feuilles, mais la racine vit encore.*

Lorsque, en tâtant le pouls le matin, il semble bouillir sous les doigts comme de l'eau sur le feu, on peut être certain que le malade mourra le soir. Si le pouls ressemble à des gouttes d'eau qui pénètrent dans une maison par une fissure ou un petit trou dans le toit, ou s'il est dispersé comme une corde qui se détortille, le malade est desséché jusque dans la moelle des os. Aussi, si les pulsations à l'extrémité du cubitus des deux bras ressemblent aux pas d'une grenouille qui est embarrassée dans les herbes ou d'un crapaud, la mort est certaine.

En tâtant le pouls d'un homme on commence par la main gauche, d'une femme par la main droite. On commence par placer le doigt du milieu exactement à l'endroit où le poignet se joint au cubitus, ensuite les deux autres doigts (l'index et l'annulaire) viennent se joindre au doigt du milieu. On appuie d'abord légèrement, ensuite un peu plus fort et enfin très fort, en ayant soin que les doigts ne changent pas de place. Après cette pression on procède à l'examen du pouls aux trois endroits indiqués ; en prenant pour base qu'un pouls régulier bat quatre ou tout au plus cinq fois pendant deux respirations.

Nous pourrions nous étendre encore longuement sur cette théorie du pouls entre autres sur l'état du pouls dans les sept passions ou dans les affections de l'âme, sur la différence du pouls dans les deux sexes, etc. Mais nous croyons en avoir dit assez pour permettre au lecteur de juger de toutes les absurdités dont fourmillent les ouvrages de médecine des Chinois.

II

La matière médicale de la Chine forme plusieurs volumes. Son origine est très ancienne et comme la chimie n'est pas connue, on y rencontre peu de préparations du règne minéral. La langue chinoise n'a pas un seul mot pour indiquer un acide ou un sel, de sorte que les médicaments sont tirés principalement du règne végétal, c'est-à-dire de la flore de la Chine et des pays avoisinants. Un abrégé populaire comprenant un choix de matières médicales de la Chine, donne la description de 442 médicaments. On y trouve leurs noms, la partie du corps ou l'organe sur lequel s'exerce leur action, leurs propriétés, leur goût, leur odeur, leur couleur et enfin leur emploi et leurs doses. Cet opuscule a un avantage marqué sur une œuvre volumineuse par son arrangement méthodique. Je fais suivre ici une liste des diverses classes de médicaments employés en Chine, pour montrer le grand nombre de substances inutiles mêlées à celles qui peuvent servir à quelque chose. On se rendra en même temps compte de la thérapeutique en lisant les propriétés attribuées aux médicaments devant leurs qualités physiques.

I. Médicaments toniques

1° *Médicaments qui réchauffent et stimulent les viscères* tels que le ginseng, les dattes sèches, le lichen, la volaille, le bœuf, le miel, etc.

2° *Toniques calmants.* — Le bois de réglisse, le parasite du mûrier, le fruit du cyprès, le vieux riz, les grandes fèves, l'igname, la colle d'âne, les nids d'oiseaux, le canard, le mouton, le pigeon, etc.

3° *Toniques stimulants.* — La casse, la cannelle, l'aloès, le bois, le soufre, l'asbeste, la stalactite, les pointes de cornes de cerfs fraîches, le lézard à taches rouges, le ver à soie, etc.

4° *Diurétiques.* — La graine de lin, la graine de chanvre, l'écorce d'orme, le minium, le plomb, l'écaille de tortue, le lait de femme, le porc, etc.

5° *Stimulants des organes de la génération.* — L'extrait de corne de cerf, la viande de chien, le placenta sec, une espèce de fougère, les noix, etc.

II. Médicaments astringents

1° *Astringents toniques.* — La muscade, la noix de galle, la graine de fleur de lotus, la tête de pavot, etc.

2° *Astringents rafraîchissants.* — La grenade, le charbon de bois, les os et les dents du dragon, les écailles d'huîtres, etc.

3° *Astringents purs.* — La graine de dattes, le bol d'Arménie, le coing, le raisin vert, etc.

III. Résolvants

1° *Réchauffants.* — Basille odoriférant, une espèce de ginseng, le gingembre frais, les queues d'oranges, diverses parties d'oignons, etc.

2° *Stimulants carminatifs et absorbants.* — La menthe, la branche de la casse, la cosse et la graine de mimosa, la graine d'une espèce d'acacia, l'os de tigre, le serpent noir et tacheté, le musc, le scorpion séché, le scolopendre, le camphre, etc.

3° *Dessicants.* — Non reconnaissables.

4° *Réfrigérants, tempérants.* — Une espèce d'igname, le résidu noir des fèves, le soy, etc.

5° *Emétiques.* — L'ellébore blanc, graines et racines de navets, tiges du melon sucré, sulfate de cuivre.

6° *Résolvants chauds.* — La muscade, diverses variétés de poivre long, blanc et noir, le cardamome, le costus, l'armoise, la graine d'anis, le gingembre, le galanga, une espèce de noix, le tabac, les clous de girofle, le bois de santal, le benjoin, le camphre, l'orge, la résine, la graine de carvi et de moutarde, etc.

7° *Résolvants fondants.* — La camomille, le jong purgatif, la graine de bardane, le costus natif, l'herbe de canards, le bétel, l'écorce d'orange sèche, la menthe, la chrysalide et les excréments de vers à soie séchés.

IV. Purgatifs

1° *Absorbants.* — La plante du papier de riz, la squine, etc.

2° *Laxatifs.* — La graine de plantago, la pierre de savon, l'ambre, etc.

3° *Diurétiques.* — Plusieurs espèces de fougères, d'autres non reconnaissables.

4° *Expectorants.* — L'alun, le bézoard, le borax, le mica grossier, le jus de bambou, etc.

5° *Rafraîchissants.* — La rhubarbe, les melons d'eau, les poires, le vert de gris, certains coquillages, le gypse, le sel de table, le sulfate de soude, l'eau de neige, le spath calcaire, le fiel d'ours, les préparations d'excréments humains, etc.

6° *Réfrigérants.* — La gentiane, la pivoine, racines et feuilles de mûrier, la corne d'antilope et de rhinocéros, etc.

7° *Apéritifs.* — La racine d'une espèce de lis, l'absinthe, le vinaigre, l'écaille, etc.

V. Médicaments pour le sang

1° *Ceux qui réchauffent et nourrissent le sang.* — Le sucre roux, l'oliban, le bois de casse, le vin, la ciboule, la crotte de lapin, l'os de seiche.

2° *Rafraîchissants.* — Le safran, le cyprès, la racine de l'orme, le cinabre, le lapin.

3° *Toniques astringents.* — La garance, le curcuma, la myrrhe, le vernis, le noyau d'une espèce de prunes, le sang-dragon, la graine de pêcher, l'arrow-root, la vieille monnaie de billon, la sangsue sèche, le marbre rouge, les excréments de chèvre, les cantharides, etc.

VI. Médicaments divers

1° *Vermifuges.* — L'assa fétide, l'extrait de bétel, le mercure, le chlorure de mercure, le vermillon, etc.

2° *Contre-poisons.* — Les semences de ricin, la résine, l'ivoire, la peau d'éléphant, le crapaud, etc.

3° *Altérants.* — La graine de bardane, une espèce de pois verts, le ver de terre séché, etc.

4° *Poisons.* — La graine de croton tiglium, l'arsenic, etc.

Les médecins chinois n'ont aucune idée de ce que nous appelons médicaments composés. Ils considèrent tout comme corps simples. Ils haussent les épaules lorsqu'on leur dit que l'eau et l'air sont formés par des gaz. Ils ne connaissent pas les gaz, excepté ceux qui frappent leurs nerfs olfactifs. *Ke*, l'air ou la respiration embrasse tout ce qu'ils savent. En écrivant un ouvrage sur la pneumatique, le docteur Hobson était obligé d'inventer des noms pour l'oxygène, l'hydrogène, le nitrogène, l'acide carbonique, etc. Il a fallu également inventer des noms pour expliquer et décrire la machine électrique, le galvanisme, la pompe à air, le thermomètre, le baromètre, etc. L'optique, la lumière solaire, la radiation de la chaleur et toutes les sciences naturelles sont complètement ignorées d'eux. Comme ils ne connaissent rien non plus à la chimie, il est difficile sinon impossible, de leur expliquer la combinaison de diverses substances. Un médecin chinois regarde d'un air incrédule lorsqu'on lui dit qu'il y a 16 à 18 substances différentes dans l'opium, dont quelques-unes produisent des effets contraires. En Europe, nous employons en médecine des drogues venant de toutes les parties du monde; le Chinois, à l'exception d'un petit nombre qu'il tire du Siam et du Japon, n'emploie qu'exclusivement les produits de son pays. Toutes les drogues en usage chez les Chinois sont préparées de la façon la plus grossière. Les praticiens les prescrivent en décoctions, infusions, poudres et bols, ces derniers de la grosseur d'une noix que le malade mange comme une petite pomme. Il est impossible de faire avaler des pilules à ce peuple, quelque petites qu'elles soient.

Si on prescrit des pilules à un Chinois, il les mange comme nous mangeons des petits pois, c'est-à-dire dix à quarante à la fois, en mastiquant bien. A l'occasion du traité de Nangking, un des commissaires chinois consulta un médecin de l'état-major anglais qui envoya immédiatement à Son Excellence une boîte de pilules, avec les instructions d'en prendre une à certains intervalles. Le mandarin avait-il mal compris les instructions, ou bien croyait-il qu'une seule petite pilule était insuffisante pour un si grand homme, ou bien avait-il la prétention de mieux savoir ce qu'il fallait, c'est-à-dire que, si une pilule doit faire du bien, dix pilules n'en feront que mieux; tout cela est difficille à deviner, toujours est-il que Son Excellence mangea toutes les pilules en une seule fois et mourut dans la journée.

Presque toutes les drogues employées par les médecins chinois viennent du règne végétal ou animal, très peu du règne minéral. Quoique le nombre et la variété des préparations minérales soit considérable, voici les noms des substances minérales employées en Chine par la médecine et pour d'autres usages. Elles sont toutes d'une grande impureté : soufre natif, silice, nitrate de potasse, carbonate de soude natif, borax, sulfate de soude, chlorure de sodium, carbonate de chaux, carbonate de magnésie, sulfate de chaux, oxyde de calcium, silicate de chaux et de magnésie, mica blanc, stéatite, acide arsénieux, sulfure d'arsenic, oxyde de fer, peroxyde de fer, pyrite de fer, sulfate de fer, mercure, nitrate de mercure, précipité rouge, chlorure de mercure. Ce dernier, le calomel, contient un quart de sulfate de chaux. Il vient probablement de Russie. Les Chinois l'emploient comme purgatif et en pommade contre les ulcères de mauvaise nature. Il existe aussi en Chine plusieurs composés de plomb, de zinc et de cuivre. Les Chinois font des emplâtres de carbonate de plomb et de cuivre.

Le sulfure rouge de mercure a été considéré par les Chinois comme la *pierre philosophale*. Les idées les plus extravagantes ont eu cours à l'égard de ce minéral. L'alchimie a existé en Chine longtemps avant son apparition en Europe. Deux siècles avant l'ère chrétienne et quatre siècles et plus après la naissance du Christ, la fabrication de l'or et la composition d'un élixir de longue vie étaient des questions que les Chinois étudiaient avec ardeur. C'est d'ailleurs un fait historique, que la Chine et la Perse eurent des rapports fréquents avant et après la conquête de cette dernière contrée par les Mahométans ; que des ambassades persanes, arabes et même grecques de Constantinople, visitèrent la cour de l'empereur de la Chine à Shansi ; que des marchands arabes s'établirent en Chine, et que la Chine avait des relations suivies par mer avec le golfe Persique ; que la Chine possédait une littérature alchimique très étendue bien avant l'époque où l'alchimie fut étudiée en Europe. Tout ceci prouve que cette science occulte ne fut pas inventée par les disciples de Mahomet, mais que ceux-ci l'avaient empruntée aux Chinois.

Pour ce qui est de la pierre philosophale, il est à remarquer que pendant que les alchimistes de l'Occident étaient loin d'être certains de son existence, les Chinois paraissent être parfaitement fixés sur ce point. Ce corps merveilleux, qui, employé comme agent chimique, avait le pouvoir de convertir d'autres métaux en or, et qui, employé comme médecine empêchait la mort, est selon les alchimistes chinois le cinabre. L'auteur d'un ouvrage chinois du IVe siècle dit qu'en brûlant des matières végétales on les détruit, mais en soumettant le *Tan-sha* (le cinabre) à la chaleur on produit du mercure.

En lui faisant subir d'autres manipulations, il revient à son état primitif. Comme il diffère beaucoup des autres matières végétales, il a le pouvoir de faire vivre l'homme éternellement et de l'élever au rang des génies. Celui qui connaît ce fait est fort au-dessus du commun des mortels. Mais il y a peu d'hommes qui le sachent et beaucoup qui le contestent. Beaucoup même ignorent que le mercure vient du cinabre. On a beau le leur dire, ils refusent d'y croire, objectant que le cinabre étant rouge ne saurait produire une substance blanche. Ils ajoutent que le cinabre étant une pierre et que les pierres étant chauffées se réduisent en cendres, on ne peut pas s'attendre à un autre résultat. Leur esprit étant trop borné pour concevoir cette simple vérité, il ne pourra jamais atteindre le culte des génies.

Malheureusement l'idée de rajeunissement n'est pas limitée au pouvoir de cette fausse pierre philosophale. Les ouvrages médicaux de la Chine disent que les vieilles gens peuvent redevenir jeunes en buvant du lait de femme. Le goût en est sucré, ajoutent-ils; il nourrit les viscères, il adoucit la peau et rafraîchit les yeux enflammés, il engraisse les vieillards qui dépérissent et ses vertus dépassent de beaucoup celles du lait de vache, de chèvre ou de jument. Autrefois les vieillards édentés qui buvaient du lait de femme vivaient plus de cent ans, prenaient de l'embonpoint, etaient gais et avaient des enfants. Cette opinion relative aux vertus merveilleuses du lait de femme n'est pas seulement émise par les docteurs et les ouvrages chinois. Le docteur Hobson cite un cas qui n'est pas rare parmi les nourrices chinoises de Shanghaï. Un enfant de quelques mois fut confié, par suite du manque de lait de sa mère, à une nourrice choisie avec soin et ayant beaucoup de lait. Pendant quelques jours tout allait bien, mais peu de temps après l'enfant devint souffrant, et, comme les parents avaient perdu l'année précédente un enfant à peu près dans les mêmes circonstances, ils s'inquiétèrent et firent appeler le docteur Hobson. Celui-ci trouva l'enfant couché sur les genoux d'un ami dans un état d'insensibilité presque complète et ayant tous les symptômes décrits par les docteurs Marshall, Hall et Watson sous le nom de fausse hydrocéphale. Il examina la nourrice, une jeune et forte femme paraissant jouir d'une santé parfaite et avoir une grande abondance de lait. Il se fit présenter un peu de ce lait dans une tasse et trouva qu'il était exempt de crême et qu'il était pâle et aqueux. En allant au fond des choses il découvrit que cette femme avait l'habitude de vendre son lait par petites tasses à des vieillards qui croyaient ainsi prolonger leur existence, de sorte que son lait quoique abondant, était devenu de qualité très médiocre et au lieu d'être nourrissant ne pouvait plus suffire à l'enfant qui mourait d'inanition. Le docteur Hobson fit immédiatement changer la nourrice, et trois jours après l'enfant était complètement revenu à son état normal.

Presque tous les médicaments employés par les médecins chinois sont très simples. Dans les boutiques de médecine bien tenues et exclusivement affectées à ce commerce on trouve des drogues de diverses qualités, mais les meilleures ne valent pas grand chose, car celles véritablement bonnes sont généralement exportées à l'étranger; les deuxième et troisième qualités seules sont gardées pour l'usage du pays. Le docteur Hobson dit que les drogues vendues en Chine sont non seulement faibles comme médicaments, mais aussi, mal séchées et mal conservées, leurs couleurs ne sont pas vives et elles sentent généralement le moisi. Les marchands prétendent que le peuple ne veut pas payer le prix pour les drogues de bonne qualité. Ce fait joint à celui de l'ignorance des médecins montre combien peu les malades en Chine peuvent bénéficier de l'art médical.

Voilà pourquoi ils espèrent généralement que la quantité compensera la qualité et s'administrent des doses extraordinairement fortes. Le médecin chinois qui se respecte ne fournit pas les médicaments, il écrit des ordonnances que le malade fait préparer lui-même par le marchand de drogues. De même qu'en Europe, les médecins sont plus ou moins en renom en Chine, mais leur succès dépend plutôt de leur assurance, de leurs prétentions et de leur air maniéré que de leur savoir et de leur habileté.

Le docteur Hobson nous donne la description d'un médecin chinois qu'il a connu à Canton. Elle nous donne une excellente idée de la vie et des travaux d'un praticien du Céleste-Empire. Le médecin en question était surnommé Ta-Wang-seen-sang ou docteur Rhubarbe à cause de l'usage fréquent qu'il faisait de cette drogue et sa confiance dans ses propriétés médicales. Il était occupé du matin au soir; il recevait les malades chez lui jusqu'à l'heure de son déjeuner, après dix heures du matin il commençait ses visites dans une chaise portée par trois ou quatre hommes au pas gymnastique et en suivant l'ordre indiqué sur son livre. Comme les rues étaient étroites et très peuplées, les malades étaient invités à placer un écriteau à leurs portes pour éviter aux porteurs la peine de chercher leurs maisons.

Le médecin entre dans la principale pièce de la maison où il est reçu avec force salutations par le père ou le fils aîné de la famille, on lui offre du thé et une pipe et on le prie de tâter le pouls du malade. Si celui-ci est un homme, le médecin s'assied en face de lui; si c'est une femme, un paravent ou écran de bambou est placé entre elle et le médecin, cet objet est écarté seulement dans le cas où il est nécessaire d'examiner la langue; la main droite est appuyée sur un livre et le docteur, avec un air grave et savant, place ses trois doigts sur le pouls de la manière déjà décrite pour cette opération, pour établir le diagnostic de la maladie et le pronostic de son issue. Aussitôt que le docteur retire ses doigts le malade tend immédiatement l'autre main dont le pouls est tâté de la même manière. Ceci terminé, le médecin pose quelques questions concernant le malade, au père ou à la mère, mais ceci arrive rarement, le pouls devant révéler tout ce qu'il est utile de connaître; on donne du papier et de l'encre, et notre Esculape écrit son ordonnance composée de nombreux ingrédients dont il n'y en a guère qu'un ou deux de quelque importance, les autres sont des véhicules ou des correctifs.

L'ordonnance est portée chez le droguiste, et comme les fortes doses sont très estimées, les décoctions forment généralement des pintes et des litres que le malade avale facilement; cependant, on prescrit aussi des poudres, des bols, des pilules et des électuaires.

Si le malade est un fonctionnaire de l'Etat ou un personnage riche, le diagnostic, le pronostic et le traitement sont donnés par écrit à la famille, le médecin reçoit alors un dollar (environ 6 francs 25 c.) pour sa visite; mais généralement, les parents ou amis du malade se contentent d'une consultation verbale, et si le médecin a une bonne langue (ce qui manque rarement en Chine) il décrit le mal du patient dans un style savant et convaincu en ayant soin d'indiquer aussi le nombre de jours qu'il faudra pour le guérir. Les honoraires du docteur sont alors enveloppés dans un morceau de papier rouge qu'on appelle *golden thanks* (remerciements d'or); ils varient de 6 d. (60 centimes) à 2 sh. 6. d. (3 francs 10 c.) au plus, suivant les moyens du malade. Les porteurs de la chaise sont payés en sus. Le médecin ne revient faire d'autres visites que lorsqu'on l'y invite. Ordinairement, si le malade ne profite pas de cette première ordonnance, on appelle un autre médecin, puis un troisième, un quatrième et plus, jusqu'à ce que fatigués des médecins (car les Chinois s'impatientent facilement et leur confiance est loin d'être grande dans les affirmations solennelles de leurs docteurs), il aient recours en dernier ressort à quelque génie ou divinité ayant un pouvoir merveilleux sur les maladies. Le résultat est que le patient meurt ou vit, non suivant le traitement qu'on lui fait subir, car celui-ci est généralement sans effet, mais suivant ses forces naturelles qui lui permettent de vaincre ou non le mal dont il est atteint.

Les praticiens chinois n'ont jamais recours à la chirurgie proprement dite, leur ignorance en anatomie, dont la connaissance est si indispensable au chirurgien, leur interdit nécessairement l'emploi du bistouri et toutes les opérations chirurgicales. Pour cette raison le médecin n'est jamais appelé dans les cas d'accidents ou fractures des os. Aucune tentative n'est faite pour remettre ces derniers. Le patient qui a la jambe cassée est placé tout simplement sur un lit et abandonné à son sort; les os se ressoudent quelquefois, mais, quatre-vingt-dix-neuf fois sur cent le patient ne marche plus de sa vie.

On ignore complètement l'emploi des bandages, du diachylon, du sparadrap ou du taffetas gommé. Toutes sortes de tumeurs, abcès, ulcères, etc., sont confondus ensemble. Aucune distinction n'est faite entre l'hernie et l'anévrisme, l'hydrocèle et le varicocèle, etc. La saignée, la scarification, etc., sont inconnues. L'amputation d'un membre n'a même jamais été tentée. Les ophthalmies sont toutes considérées comme une seule et même maladie de l'œil. En un mot la plus grande confusion prévaut dans la symptomatologie des maladies de toutes sortes; aussi le docteur Hobson dit que les Chinois n'ont pas de nom pour inflammation, ils ont un terme pour indiquer la chaleur, mais celui-ci ne rend pas l'idée d'inflammation; l'inflammation n'a jamais été décrite dans aucun ouvrage chinois, de sorte que, malgré leur longue liste nosologique, l'affection pathologique la plus importante n'y est même pas nommée.

Leur principale opération chirurgicale est l'acuponcture, c'est-à-dire que toutes les fois qu'ils ont affaire à une inflammation aiguë ou chronique, ils enfoncent d'une manière insouciante un grand stylet dans les tissus. La plupart du temps ce procédé a les conséquences les plus fâcheuses, souvent même la mort s'ensuit ou bien le malade reste infirme pour le restant de ses jours.

Dans les cas de dyspepsie rebelle ou de gastralgie ils enfoncent également une longue aiguille dans la région épigastrique, perçant ainsi l'estomac ou le foie, ou même les deux selon le hasard. Cette opération cause d'ordinaire une forte inflammation ou irritation de l'estomac.

Leur manière de traiter la fièvre, la petite vérole, etc., est aussi absurde, et si leurs médicaments étaient forts, ils feraient beaucoup de mal ; très heureusement leurs drogues sont généralement inertes, et à moins que le cas soit très grave, le patient finit par se guérir absolument comme chez nous ceux qui se font soigner par des homéopathes. M. le docteur James Henderson de Shanghaï était un jour appelé chez un gradué chinois dont la fille âgée de seize ans était malade. On avait consulté trois médecins chinois qui avaient condamné la malade à l'unanimité, de sorte que la famille préparait déjà les vêtements pour l'enterrement ; elle était atteinte d'une fièvre typhoïde des plus graves dont le pronostic était fort alarmant. Avec le traitement du docteur Henderson son état s'améliora graduellement et elle recouvra finalement la santé.

Les praticiens du Céleste-Empire ne savent même pas venir en aide à la nature. Le malade est entièrement abandonné à la force de sa constitution. Si celle-ci est capable de vaincre le mal, tout va bien ; au cas contraire, le malade succombe.

Le docteur Pearson a fait connaître le vaccin en Chine, il a écrit une brochure sur ce sujet qui fut traduite en 1805 par sir G. Staunton. Depuis cette époque la vaccine a été pratiquée en Chine par certains individus qui se livrent à ce genre de métier, mais jamais les médecins chinois ne s'en sont occupés, quoiqu'ils en reconnaissent tous l'utilité.

Le caractère des maladies chez les Chinois est très différent de celui des Européens, les tempéraments ne varient pas chez eux comme chez nous : on ne rencontre en Chine ni tempérament nerveux, ni tempérament sanguin ; à l'exception de quelques très rares individus, les Chinois sont tous pituiteux ou lymphatiques, on trouve quelques tempéraments bilieux dans les classes élevées et parmi les lettrés, mais ils sont relativement rares; le tempérament lymphatique rend les maladies inflammatoires aiguës presque inconnues en Chine, tandis que chez nous ces maladies occupent une grande place dans la statistique nosologique. A l'exception des inflammations de l'œil, toutes les autres sont chroniques ou subaiguës. Les médecins chinois n'ont même pas de mot dans leur vocabulaire qui rend l'idée d'inflammation. Le docteur James Henderson a soigné plus de cent mille indigènes en Chine et il n'a jamais rencontré un seul cas bien caractérisé de pneumonie, pleurésie, péricardite, péritonite, néphrite ou hépatite, résultant de causes traumatiques ou idiopathiques. On peut attribuer ceci en partie au tempérament lymphatique du peuple chinois, mais la cause principale doit être cherchée dans sa manière de vivre, sa sobriété, son abstinence de toute nourriture ou boisson stimulantes. De là cette fréquence des maladies résultant de la pauvreté du sang; la plétore est presque inconnue en Chine.

Après les fièvres viennent en première ligne les maladies des organes de la digestion : la diarrhée, la dyssenterie, la dyspepsie, la colique, le choléra, la jaunisse, les maladies du foie et de la rate, etc. La maladie terrible connue sous le nom de *Cancrum oris* est naturellement très fréquente chez les enfants, notamment chez les jeunes filles. Les médecins chinois n'y entendent rien, de sorte que si le malheureux qui en est atteint survit aux ravages du mal, les parents ou amis prennent les mesures nécessaires pour se débarrasser de lui. La diarrhée et la dyssenterie ont généralement une terminaison fatale en Chine. Le docteur Henderson estime que la moitié des cas de mort doit être attribuée directement ou indirectement à ces maladies.

Les maladies de l'appareil respiratoire sont très communes, notamment dans les provinces du nord de la Chine, mais la phthisie est beaucoup plus rare que chez nous. On rencontre la bronchite sous toutes ses formes et dans toutes ses phases, ainsi que le catarrhe et l'hémoptysie. Les rhumatismes chroniques sont très communs mais la goutte, toujours pour les raisons déjà expliquées, est inconnue de même que les maladies du cœur e l'anévrisme si fréquents chez les peuples de l'Occident.

La syphilis à toutes périodes fait les ravages les plus effroyables dans toutes les classes de la société chinoise. Les médecins ne paraissent rien connaître non plus à cette maladie. La paralysie est commune et sans aucun traitement, quoique la médication de l'Occident en ait généralement raison en peu de temps au moyen de la strychnine, le mal n'étant jamais bien grave.

Les maladies de la peau sont naturellement très fréquentes. Toutes les espèces sont représentées, sans excepter la dartre qui est très répandue.

En effet, cette maladie se rencontre si souvent, qu'il n'existe presque pas d'individu en Chine qui en soit entièrement exempt.

L'apoplexie existe mais les cas sont rares. On appelle cette maladie *Chun-fung*, c'est-à-dire *frappé par le vent*. Les médecins chinois sont en effet complètement ignorants sur ce chapitre. L'hystérie est très rare. Beaucoup de femmes chinoises souffrent de maladies résultant de surabondance de lait. Aussi voit-on souvent une mère continuer à nourrir son enfant pendant deux, trois et même quatre ans, ce qui rend les femmes vieilles avant l'âge même à vingt-deux ans.

La mortalité des femmes en couche est grande en Chine. On peut dire qu'une femme sur cinq meurt faute de soins convenables. En comparant ce fait avec les résultats obtenus en Europe, on est frappé des avantages que procurent la science et l'art dans l'exercice de l'obstétrique. Ceci est d'autant plus vrai qu'en 1660, lorsque cet art n'avait fait que peu de progrès en Europe, la statistique européenne nous montre un cas de décès sur trente-six accouchements. Un siècle plus tard, en 1760, quand on donnait plus d'attention à cette branche de l'art, les décès n'étaient plus que de un sur cent cinquante ou soixante. Quel contraste avec les peuples d'Asie où les préjugés, l'ignorance et l'indifférence sont autant de causes de mortalité qui pourraient être si facilement écartées! *Ignoratione rerum bonarum et malarum maxime hominum vita vexatur.*

On a dit souvent que l'aliénation mentale est rare chez les Chinois. Le docteur Henderson est de l'avis contraire. Il a eu des cas nombreux pendant ses longues années d'exercice en Chine. Dans cette maladie, les Chinois lient les mains et les pieds du patient, le posent par terre et l'abandonnent à son sort, de sorte que dans la plupart des cas, il finit par se couper les poignets et les chevilles. Le docteur Henderson a vu des cas d'une violence qui dépasse tout ce qu'on ait pu voir en Europe. A la grande frayeur des assistants, il mit invariablement le malade en liberté. Plusieurs ont été guéris. Il cite deux cas rebelles où le patient refusait obstinément toute espèce de nourriture, de boisson et de médicaments. Ils sont morts d'inanition.

Parlons maintenant de l'effet de l'opium sur le Chinois. Un médecin des Etats-Unis d'Amérique qui s'était établi à Shanghaï, visitait régulièrement l'hôpital chinois de cette ville et s'attachait à faire perdre cette mauvaise habitude aux sujets du Céleste-Empire. Il blâmait les fumeurs d'opium aussi sévèrement que possible et fumait lui-même en moyenne quatorze cigares par jour arrosés d'une douzaine de verres de bière et de vin.

Mahomet en défendant les boissons alcooliques doit être considéré comme le promoteur de l'usage de l'opium. En effet, dans tous les pays où sa doctrine a eu du succès, les fumeurs d'opium sont nombreux. Chaque nation, chaque peuple a son breuvage. Les spiritueux ont été préconisés par les peuples de la plus haute antiquité, et lorsque le prophète interdisait leur usage, il fallait bien trouver quelque chose pour les remplacer. C'est ainsi que nous voyons la Perse, l'Inde, la Turquie et même la Chine devenir les centres des nations fumant l'opium. La Chine, quoique n'ayant pas embrassé l'islamisme, a suivi l'exemple des mahométans simplement par imitation, parce que de toutes les boissons en usage chez les diverses nations du globe, l'opium paraît être le plus approprié au tempérament chinois. Or si nous blâmons ce peuple de fumer de l'opium il pourra en retour nous reprocher de fumer du tabac et de boire des spiritueux. Que l'on ne croie point que nous ayons la prétention d'approuver l'usage de l'opium, mais que l'on sache bien que jamais l'opium n'a fait autant de mal chez les peuples d'Orient que les boissons alcooliques chez nous.

Le docteur Henderson a soigné plus de 1500 fumeurs d'opium, et à l'exception de quelques-uns, qui se sont suicidés, il n'a pas constaté un seul décès résultant des effets de cette habitude. Il a vu des hommes qui s'y étaient livrés depuis 20 à 35 ans et qui n'avaient pas l'air d'en avoir souffert le moins du monde, tandis que chez certains individus, deux mois suffirent pour provoquer les symptômes les plus alarmants et les obliger à y renoncer sans retard.

Le premier effet nuisible de l'opium consiste dans le dérangement de l'appareil digestif, l'appétit diminue absolument comme chez le buveur d'alcool. Si l'abus est provoqué à l'extrême, le besoin de manger devient de plus en plus rare à mesure que la maigreur augmente et que la physionomie de l'individu prend une expression particulière que l'œil expérimenté reconnaît à l'instant. Les médecins chinois ne peuvent faire autre chose que recommander au patient de diminuer la quantité d'opium qu'il avale journellement, mais il est probable que peu d'individus guérissent par ce moyen. L'emploi de l'opium ne paraît pas avoir atteint jamais en Chine cette extension qu'il a prise en Perse, en Turquie et aux Indes. Ainsi nous lisons dans l'*Histoire des liqueurs enivrantes* (*History of inebriating liquors*) de Morewood, qu'un ambassadeur anglais envoyé dernièrement à une cour mahométane, fut conduit à son arrivée au palais à travers plusieurs vastes appartements richement décorés et encombrés d'officiers en uniformes superbes, à une petite pièce splendidement meublée et décorée. On le laissa seul, mais il fut bientôt rejoint par deux personnages de distinction, suivis d'une espèce de litière introduite par des porteurs et couverte de soieries et de châles de cachemire. Sur cette litière était couchée une forme humaine ayant toutes les apparences de la mort. Deux officiers tenant chacun une coupe et une fiole contenant une liqueur noire entrèrent. L'ambassadeur se croyant en présence d'une cérémonie de deuil particulière à cette cour, chercha à se retirer mais il fut bientôt détrompé en voyant les officiers relever la tête de ce cadavre en apparence, chatouiller doucement la gorge, rentrer la langue qui pendait hors de la bouche et introduire un peu de la liqueur noire dans cette bouche en la tenant fermée jusqu'à ce que le liquide fût descendu dans l'estomac. Cette opération six ou sept fois répétée, le mort ouvrit les yeux et ferma la bouche volontairement. Il avala alors une forte dose de la liqueur noire et au bout d'une heure un être animé vint s'asseoir sur le divan, à côté de l'ambassadeur, auquel il adressa la parole en langue persane. Deux heures plus tard ce prince extraordinaire devint tout à fait gaillard et capable de causer affaires. L'ambassadeur s'excusant de la liberté qu'il prenait en demandant des explications au sujet de la scène dont il venait d'être témoin, le prince lui dit : « Je suis un buveur d'opium invétéré, graduellement arrivé à ce triste état. Je passe dix-huit heures de la journée dans cet état d'ivresse où il m'est impossible de parler ou de faire un mouvement, je ne me réveillerais jamais sans l'attachement et le dévouement de mes domestiques qui surveillent soigneusement mon pouls. Dès que les battements de mon cœur commencent à faiblir et que ma respiration n'est plus perceptible que sur une glace, ils m'obligent à avaler une solution d'opium qui me restaure comme vous venez de le voir. Pendant quatre heures j'en avale plusieurs onces pour retomber ensuite dans cette torpeur où vous m'avez vu. »

Quoique le sujet ait été discuté souvent par des auteurs de toutes nationalités et même devant les tribunaux, il n'existe pas de preuves qui démontrent que l'excès de l'opium abrège l'existence. Nous pouvons citer ici entre autres un procès qui eut lieu en 1831 entre sir Forbes et la Compagnie d'assurances sur la vie d'Edimbourg :

Sir Forbes avait assuré des sommes considérables sur sa vie tout en s'adonnant de plus en plus à l'abus de l'opium, à l'insu de la Compagnie qui l'assurait. Il mourut deux ans après la signature de la police, d'une hydropisie accompagnée de jaunisse. La Compagnie refusait de payer, sous prétexte que le noble lord lui avait caché une habitude qui abrège la vie. A la suite d'un long procès, la Compagnie fut condamnée à payer. Cependant le principal considérant du jugement était la négligence de la Compagnie de ne pas avoir pris des renseignements sérieux relatifs aux habitudes de l'assuré. Il fut prouvé que sir Forbes avait pris depuis trente ans de un à trois onces (30 à 100 grammes) de laudanum par jour, qu'il menait une vie peu réglée, qu'il souffrait beaucoup de rhumatisme et qu'il mourait de jaunisse et d'hydropisie à l'âge de 57 ans.

Le docteur Christison cite un auteur bien connu, âgé de 60 ans, qui a pris du laudanum depuis 35 ans, quelquefois en quantités considérables et jouissant d'une santé relativement bonne. Un autre homme de lettres anglais, mort à l'âge de 63 ans, avait pris du laudanum depuis l'âge de 15 ans.

D'après ce qui précède la question est donc encore à résoudre si l'abus constant de l'opium abrège la vie de l'homme ou provoque quelque maladie capable de mettre fin à ses jours.

En Chine, dans les cas d'empoisonnement par l'opium, on n'envoie même pas chercher le médecin. On remplit l'estomac du patient d'huile ordinaire. Quelquefois on fait vomir au moyen d'une préparation de cuivre.

Les tumeurs de toutes sortes sont très communes chez les Chinois, surtout les kystes. Le cancer est très fréquent notamment celui du sein et de la matrice. Les praticiens chinois n'ont aucun traitement pour ces maladies.

Disons, pour finir cette étude un peu décousue, que l'on commence à s'apercevoir que le peuple chinois est très désireux aujourd'hui de s'initier dans les sciences de l'Occident. Ce qui lui manque ce sont : 1° des écoles dirigées par des Européens, où l'on enseignerait une des langues les plus répandues de l'Occident, parce qu'il est impossible d'étudier nos sciences dans une langue d'Orient ; 2° des écoles où l'on enseignerait les diverses sciences, la philosophie, les mathématiques, la médecine, etc., également dirigées par des Européens. Ces écoles une fois établies nous sommes certain que le peuple les soutiendrait de tout son pouvoir, d'autant plus qu'il ne pourra de longtemps espérer quoi que ce soit, dans cet ordre d'idées, de son gouvernement.

Bar-le-Duc. — Typ. L. Philipona et Cie. — 222.

Bar-le-Duc — Typographie L. PHILIPONA et Cie — 222

www.ingramcontent.com/pod-product-compliance
Lightning Source LLC
LaVergne TN
LVHW052011160826
845678LV00003B/1012

* 9 7 8 2 3 2 9 6 5 4 6 1 4 *